PUBLICATIONS DU JOURNAL DES SCIENCES MÉDICALES DE LILLE.

TRAITEMENT

DE LA

FIÈVRE TYPHOÏDE

PAR L'ACIDE PHÉNIQUE,

Par le Dʳ Henri DESPLATS,

Professeur de clinique médicale à la Faculté libre de Médecine de Lille,
Médecin de l'hôpital Sainte-Eugénie,
Membre correspondant de la Société médicale des hôpitaux de Paris, de la Société clinique,
de la Société médicale d'émulation, etc.

PARIS,
LIBRAIRIE J.-B. BAILLIÈRE ET FILS
19, RUE HAUTEFEUILLE, 19
(près du boulevard Saint-Germain)
1882.

TRAITEMENT

DE LA

FIÈVRE TYPHOÏDE

PAR L'ACIDE PHÉNIQUE,

Par le Dr Henri DESPLATS,

Professeur de clinique médicale à la Faculté libre de Médecine de Lille,
Médecin de l'hôpital Sainte-Eugénie,
Membre correspondant de la Société médicale des hôpitaux de Paris, de la Société clinique,
de la Société médicale d'émulation, etc.

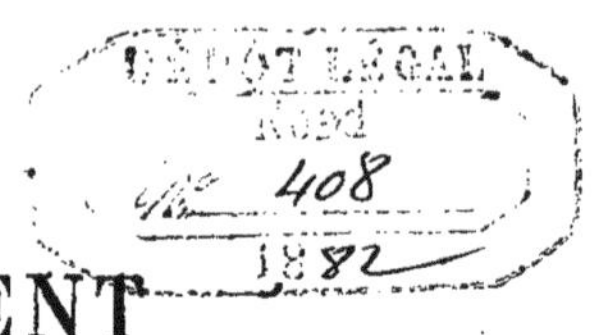

Il y a quelques semaines, à l'occasion d'un rapport présenté par M. Ferrand, sur un mémoire de moi intitulé : *Action comparée de l'acide phénique et du salicylate de soude*, la Société médicale des hôpitaux consacrait une séance à discuter les avantages et les inconvénients de la médication phéniquée appliquée à la fièvre typhoïde. N'ayant pu répondre aux objections formulées, à cause de mon absence, je viens le faire à la fois dans le *Journal des Sciences médicales de Lille*, et dans le *Bulletin de thérapeutique*, dont M. Dujardin-Beaumetz m'a gracieusement ouvert les colonnes (1).

Je donnerai d'abord ma statistique, estimant que c'est là le meilleur moyen de faire connaître la valeur de cette médication ; après cela j'exposerai les avantages que présente la médication phéniquée, dont je donnerai les règles, et je discuterai

---

(1) M. Dujardin-Beaumetz, actuellement président de la Société médicale des hôpitaux, étant un de ceux qui ont jugé le plus sévèrement la médication phéniquée, il m'a paru utile de répondre dans son journal.

les critiques formulées par plusieurs de mes collègues dans le sein de la Société médicale ou dans les journaux.

I. *Statistique des cas de fièvre typhoïde traités dans mon service.* — Depuis que j'ai découvert l'action antipyrétique de l'acide phénique et que je l'ai utilisée pour le traitement de la fièvre typhoïde, 85 typhiques sont entrés dans mon service [1]. Ils se divisent en deux séries :

32 avaient des fièvres typhoïdes bénignes.

Le thermomètre n'atteignait qu'exceptionnellement 40° et la température était à cheval sur 39°. — Les phénomènes nerveux étaient peu accusés et les manifestations abdominales et pulmunaires modérées.

Dans aucun de ces cas, l'acide phénique ne fut régulièrement administré ; on se borna à le donner accidentellement pour abaisser la température qui avait de la tendance à monter, et pendant tout le cours de la fièvre, je fis de l'expectation. Sur ces 32 malades 30 sortirent guéris, 2 succombèrent pendant la convalescence.

Ces deux morts furent dues à des perforations intestinales qui déterminèrent une péritonite.

53 de mes typhiques eurent des fièvres moyennes, graves ou très graves.

Dans tous ces cas, la température était à cheval sur 40°, souvent elle dépassait 41°. — Les troubles nerveux, abdominaux et cardio-pulmonaires étaient en rapport avec la température.

Plusieurs de mes malades étaient à une période très avancée de la maladie, le plus petit nombre seulement entra avant la fin du premier septenaire. En général, je les vis pour la première fois pendant le second septenaire.

---

(1) Je ne comprends dans ma statistique que les malades entrés depuis le mois de juillet 1880 Avant cette époque, j'usais aussi de l'acide phénique, mais à des doses moindres et dans un autre but, aussi ne puis-je confondre les résultats obtenus jusque-là avec ceux que je publie aujourd'hui.

Sur ces 53 malades, 7 succombèrent, 2 avant qu'aucun traitement eût été institué, 5 pendant le cours du traitement.

Les deux qui succombèrent avant l'institution du traitement furent enlevés l'un par une attaque très aiguë de delirium tremens qui avait débuté avant son entrée à l'hôpital ; l'autre par des accidents nerveux qui me firent douter un moment du diagnostic.

Ils séjournèrent l'un et l'autre quarante huit heures dans mon service.

Sur les 51 systématiquement soumis au traitement phéniqué il y eut 5 décès :

1 par congestion pulmonaire aiguë.

1 par mort subite (dégénérescence graisseuse du cœur).

2 par adynamie.

1 par ataxie.

Si je totalise tous les cas que j'ai eu à traiter, j'arrive à une mortalité de **10.5** %.

Si, au contraire, je tiens compte seulement des cas graves traités par l'acide phénique, la mortalité est seulement de **9.8** %.

Ces chiffres ne sont pas merveilleux, mais ils me paraissent encourageants, surtout si on remarque qu'il ne s'agit pas dans ma statistique de malades quelconques, mais de malades qui avaient tous vécu dans de mauvaises conditions hygiéniques et qui, pour la plupart, étaient arrivés à une période avancée de la maladie.

Il me paraît important de rechercher si, parmi les malades qui ont succombé pendant le traitement, il en est quelqu'un dont la mort soit imputable à l'acide phénique. Il n'y en a que deux pour lesquels cette question puisse être posée : c'est pour celui qui est mort subitement et chez lequel on a trouvé une dégénérescence graisseuse du cœur et pour celui qui a succombé à une congestion pulmonaire aiguë.

Pour le premier cas après la lecture de l'observation, il ne reste aucun doute. Arrivée à la fin d'une fièvre typhoïde très grave avec tendance continue à l'hyperthermie, cette malade succomba subitement, au huitième jour du traitement, lorsque tout indiquait une amélioration. — On constata à l'autopsie une dégénérescence graisseuse du cœur, du foie et des reins. — Il serait peut-être resté dans mon esprit un doute sur la cause qui avait amené la dégénérescence graisseuse des viscères, si la sœur de cette malade n'avait succombé quelques jours après dans un service voisin, où elle n'avait pas pris d'acide phénique. Elle avait aussi une dégénérescence profonde du cœur et des autres viscères.

Quand au malade qui succomba à une congestion pulmonaire la lumière n'est point faite. Son état était des plus graves et au moment de son entrée, il n'y avait que peu d'espoir de le sauver. Dès le troisième jour, en même temps qu'il était dans un abattement profond, il avait du muguet dans la bouche et la gorge et des eschares au sacrum.

L'acide phénique lui fut administré du 19 au 27 août. L'abaissement de la température était très net, mais l'ascension se faisait avec une grande brusquerie et s'accompagnait toujours d'une grande dyspnée qu'une nouvelle dose d'acide phénique faisait cesser. — Le 27 août, les mêmes phénomènes se produisirent plus accusés que les jours précédents. La sœur n'osa pas administrer un nouveau lavement et, au moment de la visite on trouva le malade à l'agonie.

L'autopsie fit voir qu'il avait succombé à une congestion pulmonaire aiguë.

Certainement l'acide phénique joua un rôle dans la production de ces congestions successives, mais ce rôle, fut-il autre que celui d'agent antipyrétique? Il est difficile de répondre, aucun autre de mes malades n'ayant présenté des accidents analogues.

Ma pensée est que ce malade eût succombé beaucoup plustôt s'il n'avait pas pris d'acide phénique, et qu'il eût peut être résisté quelques heures de plus, si on avait combattu la dernière ascension thermique qui l'emporta, par une nouvelle dose d'acide phénique. C'est en effet à cette ascension précédée d'un grand frisson, que fut due la congestion. Elle s'était déjà produite les jours précédents et avait été rapidement conjurée par un lavement phéniqué.

Pour les trois malades qui succombèrent, deux dans l'adynamie et un dans l'ataxie, il n'est pas nécessaire de rechercher si l'acide phénique doit être incriminé, la fièvre typhoïde suffisant pour expliquer la mort dans les trois cas.

II. — *Régles de la médication phéniquée appliquée au traitement de la fièvre typhoïde. Ses avantages.*— Après bien des essais et des tâtonnements, voici comment l'acide phénique est administré à mes malades et dans quelles conditions.

D'abord, on n'institue jamais la médication avant que le diagnostic ne soit parfaitement établi et que l'examen thermométrique ne montre que la température atteint ou dépasse habituellement 40°.

Ce premier point acquis, si j'ai affaire à un malade docile et n'éprouvant pas de répugnance à prendre la limonade phéniquée, je prescris une bouteille de limonade contenant 3 grammes d'acide phénique et je recommande de donner au malade 100 gr. environ, toutes les trois heures, ce qui fait 0 gr. 60 d'acide à chaque prise. Si le malade trouve le goût trop prononcé et si la fièvre est très intense, je donne deux bouteilles contenant 2 gr. chacune.

Dans la moitié des cas, la limonade phéniquée est bien acceptée et produit les effets si souvent décrits : rougeur, sueurs, abaissement de la température et mieux être durant de 2 à 3 heures. Souvent il arrive, même chez les malades qui acceptent bien l'acide phénique en boisson, qu'il faut donner, une ou deux fois dans la journée, un petit lavement contenant de 0 gr. 50 à 1 gr. de phénol.

Chez les malades dont l'estomac ou le palais n'accepte pas l'acide phénique, je prescris les lavements donnés toutes les trois heures et contenant chacun, suivant l'âge des sujets et la gravité de la maladie, de 0 gr. 50 à 1 gr. de phénol. — Pour ces lavements j'use toujours d'une solution d'acide phénique au 100ᵉ et d'une seringue au lieu de l'irrigateur. — Pour que le lavement soit plus sûrement conservé et absorbé je le fais introduire à l'aide d'une sonde molle qui pénètre assez avant dans le rectum.

Voilà les règles que je suis et dont je n'ai jusqu'ici tiré que des avantages.

Comme tous les observateurs l'ont constaté, depuis que je l'ai signalé, la température s'abaisse après l'administration de chaque dose de phénol et, en même temps, les symptômes nerveux s'amendent. Au bout de 36 ou de 48 h. d'un traitement suivi, le malade change très souvent d'aspect et sort de cette indifférence et de cet abattement qui caractérisent les typhiques. — La maladie continue son cours et ne semble pas abrégée. Le traitement doit être continué tant que dure la fièvre, sous peine de voir les accidents se reproduire ; aussi, ne puis-je souscrire aux assertions de M. Romanet, qui assure avoir toujours vu la fièvre tomber après quelques jours d'administration de phénol. Je ne puis non plus dire, comme M. Raymond, qu'au bout de quelques jours d'administration les malades deviennent plus sensibles à l'action de l'acide phénique. Le contraire est la vérité ; il semble y avoir une certaine accoutumance et, le plus souvent, il faut donner des doses croissantes.

Tels sont les faits vus sans complaisance. Je les rapporte comme je les ai observés depuis plus de deux ans et je ne doute pas que ceux de mes confrères qui voudront suivre mon exemple n'obtiennent les mêmes résultats.

III. — *Accidents dus à l'acide phénique. — Objections produites dans les journaux ou les Sociétés savantes.* — Ce n'est pas sans crainte que je donnai d'abord de fortes doses d'acide phénique. Les ouvrages que j'avais entre les mains, indiquaient comme maximum 1 gr.; aussi je ne dépassai cette dose que graduellement et en enregistrant avec la plus scrupuleuse exactitude tous les accidents qui survenaient. Loin de les amoindrir, j'étais porté à les accroître, tant étaient grandes mes appréhensions et il m'arriva alors plusieurs fois de faire porter au médicament la responsabilité d'accidents imputables à la maladie. C'est ainsi qu'ayant constaté un certain nombre de fois la présence de l'albumine dans les urines, je la signalais dans mes communications à l'Académie, c'est ainsi qu'ayant, dans plusieurs cas, noté la congestion pulmonaire pendant la période d'état de la fièvre typhoïde ou la polyurie pendant la convalescence, je le faisais enregistrer dans la thèse de mon interne, M. Van Oye. Je ne cachais point même un cas de convulsions demeuré unique et dû à l'administration d'une dose excessive. Je le signalais dans mon deuxième mémoire et je faisais publier l'observation, d'abord par M. Van Oye, plus tard par M. Macquart. Enfin, j'insistais sur le collapsus et je publiais ou faisais publier tous les cas observés.

En même temps que je faisais loyalement connaître tous les accidents que pouvait produire l'acide phénique, je me bornais, restant sur le terrain des faits, à dire : c'est un antipyrétique dont l'action est sûre, prompte et courte. Je n'allais pas au-delà, laissant au temps et à l'expérience le soin de décider si cette propriété pourrait être utilisée pour le traitement des fièvres ou des phlegmasies. C'est bien contre mon gré que les journaux m'attribuaient le mérite ou me faisaient un reproche d'avoir imaginé un nouveau traitement de la fièvre typhoïde et discutaient mes résultats. A plusieurs reprises je protestai, assurant que mon opinion n'était pas encore faite sur ce sujet. Pendant deux ans j'ai tenu le même langage et gardé la même attitude réservée ; si j'en sors aujourd'hui, c'est que, appuyé sur une pratique déjà longue, je puis formuler des conclusions que je crois inattaquables.

Mes confrères, qui ont fait, en tremblant, quelques expériences, peuvent me croire quand je leur dis :

L'acide phénique ne cause pas de congestions pulmonaires ;

L'acide phénique ne cause pas de lésions rénales ;

L'acide phénique *bien administré* ne cause pas de collapsus ;

L'acide phénique *bien administré* ne cause pas de convulsions.

Quant aux frissons, aux urines noires, aux sueurs, etc., ce ne sont pas des phénomènes toxiques et il ne faut pas s'en inquiéter. En quelques mots je vais justifier ces affirmations que quelques lecteurs trouveront peut être trop tranchées.

A. — *L'acide phénique ne cause pas de congestions pulmonaires.* — Il y a deux ans, lorsque je commençai mes expériences, je crus comme l'ont cru M. Dujardin-Beaumetz et quelques autres de mes collègues, que la congestion pulmonaire était plus fréquente chez les malades phéniqués. Assez longtemps je conservai cette opinion, mais il a bien fallu y renoncer lorsque j'ai vu la congestion disparaître à mesure que je donnais des doses plus élevées de phénol. Pendant deux ans, lorsque je donnais des doses faibles, 1 gr., 1 gr. 50 par jour, beaucoup de mes malades avaient de la congestion, plusieurs même succombèrent ; depuis que je donne des doses élevées la congestion est tout à fait exceptionnelle et loin de s'aggraver elle disparaît pendant le traitement. Je suis donc fondé à dire que l'acide phénique ne produit pas de congestions pulmonaires (1).

B. — *L'acide phénique ne cause pas de lésions rénales.* — Pour motiver cette proposition je me bornerai à dire que je ne compte plus les cas de malades soumis à la médication phéniquée et atteints d'albuminurie dont l'état ne s'est pas aggravé ou qui ont même guéri pendant le traitement.

C. — *L'acide phénique* BIÉN ADMINISTRÉ *ne cause pas de collapsus.* — Pour légitimer cette proposition comme pour la suivante je suis obligé de confesser que, dans mon service, il a

---

(1) Il ne s'agit ici que des congestions passives si fréquentes dans certaines epidémies.

été commis quelques erreurs. Il ne m'en coûte pas si, par cet aveu, je puis être utile à mes confrères. — J'avoue donc qu'en juillet et août 1880 il y eut dans mon service quatre cas de collapsus. — Tous furent dus à l'administration d'*emblée* d'une dose trop forte d'acide phénique.

Je me hâte de dire que les seuls symptômes observés furent l'abaissement extrême de la température et une grande torpeur et que, au bout de quatre ou cinq heures, tous les accidents étaient dissipés. Averti par cette expérience je n'ai plus commis et mes élèves n'ont plus commis la même faute ; aussi, depuis deux ans, malgré l'usage constant et hardi de l'acide phénique, n'ai-je plus observé de collapsus. Si j'en crois les journaux et les confidences faites aux sociétés savantes, tous mes confrères n'auraient pas été aussi heureux et le collapsus serait un des accidents les plus fréquents. — Cela tient certainement au dosage imparfait et au mode d'administration des lavements.

M Dreyfus-Brissac en a fait l'aveu et je suis convaincu, qu'en examinant de près, plusieurs de mes confrères trouveraient la même cause. Aussi ne saurais-je trop recommander l'usage de la solution au 100° et d'un verre gradué. — Dans ces conditions les erreurs sont insignifiantes.

D. — *L'acide phénique* BIEN ADMINISTRÉ *ne cause pas de convulsions.* — Cette proposition est encore plus facile à établir que la précédente, puisque, pendant une pratique de plusieurs années, pendant laquelle il m'a été donné de suivre plusieurs milliers d'expériences, je n'ai observé qu'une fois des convulsions, encore était-ce après l'administration de 5 gr. d'acide phénique en une seule dose. J'ai fait des expériences sur des chiens et il a toujours été nécessaire d'administrer de 2 à 4 gr., suivant la taille de l'animal, pour produire des convulsions. — Il m'est donc permis de dire, que lorsqu'il est convenablement administré, le phénol ne cause pas de convulsions.

Je ne puis cependant oublier que M. Raymond a parlé de

convulsions dans son travail, que plusieurs fois les chirurgiens en ont observé et qu'enfin, tout récemment, M. Valude, interne des hôpitaux, a publié une observation de convulsions après l'administration de 0 gr. 25 d'acide phénique. — J'ai eu l'occasion de dire ailleurs le regret que j'avais de ne pouvoir discuter les faits de M. Raymond, puisqu'il ne les avait pas publiés.— Pour les cas signalés par les chirurgiens, il n'est pas difficile de les interpréter, la dose d'acide phénique employée et absorbée étant très considérable à la suite de certaines opé·rations faites sur le rectum, la plèvre, etc.

Reste le cas de M. Valude. — Avant de le discuter il est nécessaire de le rappeler.

Ce jeune homme (16 ans), entré le 18 janvier 1882, présentait tous les symptômes d'une fièvre typhoïde avec prédomination des manifestations pulmonaires.— Le 19 le thermomètre marquait à la visite du matin 40°.6; on prescrivit, outre la tisane, le bouillon, etc., un lavement phéniqué de 0 gr. 25, « ce lavement, dit M. Valude, est administré à 2 heures du soir. A 3 heures 1/2 le malade est pris brusquement d'une attaque convulsive caractérisée par des contractions toniques des deux membres supérieurs qui simultanément sont étendus, rigides en pronation, les points fermés et tordus.

Immédiatement après les quatre membres sont agités de secousses convulsives, irrégulières et violentes, capables de jeter le malade hors du lit.

Vers 6 heures du soir, les grandes secousses sont terminées, mais il reste encore des soubresauts des tendons, appréciables quand on vient à serrer le poignet du malade. A ce moment les quatre membres sont dans la résolution la plus complète. Soulevés, ils retombent lourdement, la tête ballotte sur la poitrine quand on fait asseoir le malade. Il est impossible de tirer le malade du mutisme singulier dans lequel il est plongé ; si on l'appelle fortement il ouvre les yeux et regarde, mais sans essayer de parler ; la sensibilité générale est assez nettement conservée.

Le pouls bat 102 pulsations à la minute, la respiration n'est nullement gênée et singulièrement calme et régulière. — Les pupilles sont égales.

La température, depuis quatre heures, est très fortement abaissée, la peau est refroidie, cyanosée et couverte d'une sueur profuse. Les extrémités sont bleuâtres et froides. T. axill. 37°.4.

Le soir à huit heures l'état comateux disparaissait. Le malade sortait de son mutisme en prononçant quelques paroles d'abord incohérentes. Le lendemain matin la température était remontée à 38°.6.

La fièvre suivait son cours pendant les jours suivants et le malade succombait à des accidents pulmonaires le 4 février.

A l'*autopsie* on ne trouvait aucune lésion intestinale.

Les lésions étaient limitées à l'appareil respiratoire.

On n'examinait pas le cerveau.

Cette observation mérite d'être analysée. Les points remarquables sont :

La faible dose d'acide phénique administrée ;

Le moment où apparurent les accidents convulsifs ;

Le caractère qu'ils présentèrent et leur durée :

L'état comateux qui suivit.

1° *Dose d'acide phénique administrée.* — D'après l'observation, ce malade ne prit qu'un lavement de 0 g. 25. — Est-ce possible si les accidents n'ont pas eu d'autre cause ? Nous ne le croyons pas. Sur plusieurs centaines de malades qui ont pris souvent des doses bien supérieures, je n'ai jamais rien observé de pareil, et cependant j'ai donné l'acide phénique même à de très jeunes enfants. Une de mes filles, âgée de moins de deux ans, a pris, pendant une violente fièvre, 0 gr. 15 toutes les trois heures sans présenter d'autres symptômes que les adultes.

Plusieurs enfants de moins de 10 ans ont pris pendant dix

et douze jours des lavements de 0 gr. 50, 0 gr. 60 et 0 gr. 75 toutes les trois heures sans éprouver aucun accident. — Je ne puis donc croire que les accidents si graves et d'une si longue durée que présenta ce malade soient dus à l'acide phénique. — Du reste, si on les examine de près, le doute se change en certitude.

2° *Moment auquel apparurent les accidents convulsifs.* — L'observation dit que le lavement fut pris à 2 heures et qu'à 3 heures 1/2 commencèrent les accidents convulsifs. Est-ce ainsi qu'agit l'acide phénique ? Tous les observateurs s'accordent pour dire que, un quart d'heure après l'ingestion, l'hypérémie cutanée commence, que quelques minutes après apparaissent les sueurs et, qu'en même temps la température s'abaisse. Chez ce malade rien de pareil. Il prend son lavement et pendant une heure et demie, il n'éprouve rien. Au bout de ce temps, brusquement les convulsions commencent. — Mais, dira-t-on peut-être : « puisque les convulsions sont un accident elles ne se produisent pas avec la même régularité et dans les mêmes conditions que l'action physiologique normale. » — Voyons si dans d'autres circonstances les convulsions se sont produites dans les mêmes conditions :

Carton Émile (17 ans), est atteint de fièvre typhoïde, et traité depuis onze jours par l'acide phénique. On lui a déjà donné de fortes doses tant fractionnées que massives.

Le 8 août, il avait à 5 heures 39° 3. On lui administra 5 gr. dans 600 gr. d'eau à 5 heures 30, à 5 heures 40 il était rouge et la sueur commençait à paraître. Il gémissait et était pris d'un tremblement des mains assez semblable au tremblement du frisson. Peu après les avant-bras et les mains étaient fléchis en pronation forcée, les doigts étendus rapprochés tremblottants, les pouces fléchis dans la paume de la main.

Interrogé, vivement pressé il ne répond pas, cependant lorsqu'on le flagelle pour le réveiller il fait des mouvements de défense.

On tente de retirer du rectum une partie du lavement. On n'en retire que 100 gr. On fait alors le lavage en faisant passer plusieurs irrigateurs d'eau dans le rectum.

A bout de 5 à 6 minutes les convulsions avaient cessé.

A 6 heures le malade pouvait boire 100 gr. de malaga.

A 6 heures 30 il avait repris son air habituel et se trouvait dans un état satisfaisant. — Le thermomètre marquait 36º 8.

Cet accident n'eut aucune suite. A défaut d'autres observations prises chez l'homme, voyons comment les choses se passent chez les animaux : (1)

1ᵉʳ FAIT. — Epagneul pesant 19 kil., à 4 heures 15 température rectale 38º. — On injecte dans le rectum 2 gr. d'acide phénique, à 4 heures 30 apparaissent un peu d'incertitude dans la marche et de tremblement du train postérieur.

A 4 heures 50, on injecte encore 60 centigr. de phénol. *Cinq minutes après* tremblement généralisé, petits tressaillements, mouvements convulsifs. — Il reste bientôt couché et peut à peine se dresser sur ses pattes lorsqu'on l'excite.

Tous ces symptômes disparaissent vers 6 heures.

Le jour suivant on donne même dose. — *Presque immédiatement* surviennent des phénomènes en tout semblables à ceux de la veille.

Une heure après ces symptômes ont complètement disparu.

2ᵉ FAIT. — Jeune chien du poids de 13 kilos., à 4 heure 1/2, on injecte par fractions répétées, dans l'espace de 10 minutes 4 gr. d'acide phénique dans le rectum. A 2 gr. (*5 minutes*) le tremblement commençait, à 3 gr. c'était une ivresse très marquée, à 4 gr. (*10 minutes*) commencèrent les mouvements convulsifs, et *cinq minutes après* cette dernière injection, l'animal gisait sur le flanc en proie à des convulsions généralisées.

---

(1) Les faits suivants sont empruntés à la thèse de M. Van Oye, p. 109 et suiv.

A 5 heures 25 l'animal reprend connaissance et se relève, mais ses membres postérieurs sont paralysés.

A 5 heures 50 (1 heure 1/4 après le début) tout phéno-mène morbide a disparu.

Inutile de multiplier les exemples ; tous ressemblent à ceux que je viens de citer. Je puis donc dire que, chez l'homme comme chez les animaux, les convulsions succèdent de très près aux fortes doses d'acide phénique. — Or, chez le malade de M. Valude, la dose était faible et les accidents se sont faits attendre une heure et demie.

3° *Caractères que présentèrent les accidents et leur durée*. — Chez le malade de M. Valude, les convulsions commen-çaient intenses à 3 heures 1/2 et duraient encore à 5 heures. Elles étaient alors remplacées par des soubresauts des ten-dons suivis finalement de résolution et de coma. — Ce n'est qu'à 8 heures que le malade pouvait prononcer quelques paro-les. — Rien de pareil chez mon malade ni chez les animaux ; tous, malgré des doses 8 et 10 fois plus fortes, voyaient leurs convulsions disparaître au bout de 10 à 20 minutes et étaient revenus à leur état normal après une heure.

Il est donc infiniment probable, sinon tout à fait certain, que le fait publié dans la *France médicale* et communiqué à la Société clinique n'est pas un cas d'empoisonnement par l'acide phénique. Il eût été très intéressant de savoir si ce malade n'avait pas eu antérieurement d'accidents épileptifor-mes ou s'il ne présentait pas quelque lésion méningée ou céré-brale.

Je n'ai plus qu'à répéter ce que j'ai déjà dit bien des fois :

Que les *frissons* indiquent une nouvelle ascension de la température :

Que les *urines noires* indiquent que l'acide phénique s'éli-mine par le rein ;

Que les *sueurs* sont le moyen dont l'organisme se sert

habituellement pour abaisser la température, et ma tâche sera terminée.

Je m'arrête ici, non parce qu'il ne me reste rien à ajouter, mais parce que je ne veux pas fatiguer le lecteur et je résume ce qui précède en disant :

1° Les propriétés antipyrétique de l'acide phénique peuvent être utilisées pour le traitement des fièvres typhoïdes moyennes et graves. — L'expérience montre qu'avec cette médication presque tous les symptômes s'amendent et que le chiffre de la mortalité est abaissé.

2° Les accidents qui ont été mis sur le compte de l'acide phénique sont dus, pour la plupart, à la maladie. Quant aux autres il est facile de les éviter en se conformant aux règles que j'ai tracées.

Lille Imp. L. Danel.

PRINCIPAUX TRAVAUX DE L'AUTEUR :

De la nature de l'endocardite ulcéreuse. — Paris, Delahaye, 1871.

De la péritonite rhumatismale (*Société médicale d'émulation* et *Union médicale*, 1872).

Des paralysies périphériques (Thèse d'agrégation).— Paris, Delahaye, 1875.

De l'intoxication saturnine (*Revue scientifique de Bruxelles*, 1877).

Histoire sanitaire des fabriques de céruse à Lille, depuis 1866 jusqu'à 1878 (Extrait des *Annales d'hygiène publique*, 1878).

De l'atrophie musculaire dans la péri-arthrite scapulo-humérale (*Gazette hebdomadaire*, Paris, 1878).

Note sur deux cas de rhumatisme articulaire graves traités par le salicylate de soude (Ibid., 1878).

Métalloscopie et Métallothérapie (*Revue scientifique de Bruxelles*, 1878).

Des localisations cérébrales (Ibid., 1878).

Des pseudo-exanthèmes aigus rhumatismaux (*Journal des Sciences médicales de Lille*, 1879).

Des localisations cérébrales; faits négatifs (Ibid., 1879).

Applications de l électricité au diagnostic et au traitement des maladies (*Journal des Sciences médicales de Lille*, 1879).

Note sur deux cas de fièvre puerpérale (*Revue médicale*, 1879).

Fonte purulente des ganglions cervicaux simulant un mal de Pott (Ibid.).

Dégénérescence caséeuse des organes génitaux, tuberculisation pulmonaire, abdominale et méningée consécutives (Ibid.).

Note sur un cas d'anévrisme de l'aorte comprimant la bronche gauche et ayant amené une dilatation des bronches limitée à un côté (communiquée à la Société médicale des hôpitaux de Paris et insérée dans l'*Union médicale*, 1879).

Note sur un cas de rupture de l'aorte dans le péricarde, suivie d'apoplexie pulmonaire (Ibid.).

Hémi-atrophie de la face (*Journal des Sciences médicales de Lille*, 1880).

Contagion de la grippe (Ibid.).

Contagion de la rougeole (Ibid.).

De l'acide phénique considéré comme agent antipyrétique; 1er mémoire lu à l'Académie de médecine, le 8 septembre 1880.

Idem; 2e mémoire communiqué le 30 novembre 1880 (*Gazette hebdomadaire* et *Journal des Sciences médicales*).

Acide phénique et bains froids (Ibid.).

Lavages phéniqués intra-utérins (Ibid., 1881).

De l'acide phénique appliqué au traitement de la fièvre; réponse à M. Raymond (*Gazette médicale de Paris*, 1881).

Salicylate de soude et Albuminurie (1882).

Le magnétisme devant la religion et devant la science (1882).

Note sur le traitement des aphonies nerveuses par l'électricité (1882).

Action comparée de l'acide phénique et du salicylate de soude (*Journal des Sciences médicales de Lille*, 1882).

LILLE. — IMPRIMERIE L. DANEL.

9 782019 246389